Olla De Cocción Lenta

40 Recetas Para Mantenerte En Forma Y Saludable

(Libro De Recetas De Recetas Increíbles)

Marc Gurule

Publicado Por Daniel Heath

© **Marc Gurule**

Todos los derechos reservados

Olla De Cocción Lenta: 40 Recetas Para Mantenerte En Forma Y Saludable (Libro De Recetas De Recetas Increíbles)

ISBN 978-1-989837-17-7

Este documento está orientado a proporcionar información exacta y confiable con respecto al tema y asunto que trata. La publicación se vende con la idea de que el editor no esté obligado a prestar contabilidad, permitida oficialmente, u otros servicios cualificados. Si se necesita asesoramiento, legal o profesional, debería solicitar a una persona con experiencia en la profesión.

Desde una Declaración de Principios aceptada y aprobada tanto por un comité de la American Bar Association (el Colegio de Abogados de Estados Unidos) como por un comité de editores y asociaciones.

No se permite la reproducción, duplicado o transmisión de cualquier parte de este documento en cualquier medio electrónico o formato impreso. Se prohíbe de forma estricta la grabación de esta publicación así como tampoco se permite cualquier almacenamiento de este documento sin permiso escrito del editor. Todos los derechos reservados.

Se establece que la información que contiene este documento es veraz y coherente, ya que cualquier responsabilidad, en términos de falta de atención o de otro tipo, por el uso o abuso de cualquier política, proceso o dirección contenida en este documento será responsabilidad exclusiva y absoluta del lector receptor. Bajo ninguna circunstancia se hará responsable o culpable de forma legal al editor por cualquier reparación, daños o pérdida monetaria debido a la información aquí contenida, ya sea de forma directa o indirectamente.

Los respectivos autores son propietarios de todos los derechos de autor que no están en posesión del editor.

La información aquí contenida se ofrece únicamente con fines informativos y, como tal, es universal. La presentación de la información se realiza sin contrato ni ningún tipo de garantía.

Las marcas registradas utilizadas son sin ningún tipo de consentimiento y la publicación de la marca registrada es sin el permiso o respaldo del propietario de esta. Todas las marcas registradas y demás marcas incluidas en este libro son solo para fines de aclaración y son propiedad de los mismos propietarios, no están afiliadas a este documento.

TABLA DE CONTENIDO

PARTE 1 1

INTRODUCCIÓN 2

ESTOFADO DE CARNE EN OLLA DE COCCIÓN LENTA ... 2

BARBACOA EN OLLA DE COCCIÓN LENTA 4

COSTILLAS A LA BARBACOA EN OLLA DE COCCIÓN LENTA 5

POZOLE EN OLLA DE COCCIÓN LENTA 7

JUDÍAS PINTAS EN OLLA DE COCCIÓN LENTA 9

JAMÓN DULCE EN OLLA DE COCCIÓN LENTA 10

BURRITOS DE VENADO EN OLLA DE COCCIÓN LENTA 12

MUSLOS DE PAVO EN OLLA DE COCCIÓN LENTA 13

DELICIAS DE OTOÑO EN OLLA DE COCCIÓN LENTA ... 14

PIMIENTOS RELLENOS EN OLLA DE COCCIÓN LENTA . 17

BERENJENAS A LA PARMESANA EN OLLA DE COCCIÓN LENTA 18

PAVO CON PATATAS EN OLLA DE COCCIÓN LENTA 20

BRISKET DE BÚFALO EN OLLA DE COCCIÓN LENTA 23

POLLO MARSALA EN OLLA DE COCCIÓN LENTA 24

VENADO *STROGONOFF* EN OLLA DE COCCIÓN LENTA 26

CURRY TAILANDÉS (*MASSAMAN CURRY*) EN OLLA DE COCCIÓN LENTA 27

TERNERA A LA BARBACOA EN OLLA DE COCCIÓN LENTA 29

ESPAGUETIS CON POLLO EN OLLA DE COCCIÓN LENTA 31

BERZA EN OLLA DE COCCIÓN LENTA 32

RECETA FÁCIL DE CALABAZA EN OLLA DE COCCIÓN LENTA...34

PURÉ DE PATATAS Y COLIFLOR EN OLLA DE COCCIÓN LENTA...35

JUDÍA DE CARETA O CARILLA EN OLLA DE COCCIÓN LENTA...36

ALUBIAS COCIDAS CON ARCE Y JENGIBRE EN OLLA DE COCCIÓN LENTA 38

TALLARINESHÚNGAROS DE GUARNICIÓN EN OLLA DE COCCIÓN LENTA 40

GRELOS CON CHAMPIÑONES PORTOBELLO...............42

ARROZ CON GUISANTES (*RISI E BISI*) 44

ARROZ CON LECHE EN OLLA DE COCCIÓN LENTA 45

MANZANAS CON CANELA Y AZÚCAR MORENO EN OLLA DE COCCIÓN LENTA..47

RECETA FÁCIL DE TARTA DE SELVA NEGRA EN OLLA DE COCCIÓN LFNTA 48

PARTE 2 51

INTRODUCCIÓN...52

DELICIOSO ESTOFADO DE CARNE 53

2. CHILI CON CARNE 55

3. CARNE DESHEBRADA CON AJOS.............................56

4. RISOTTO CON UN GIRO 57

5. COSTILLARES 59

6. HOMBRO DE CORDERO CON HIERBAS FRESCASCON ESTE PLATO, ES MEJOR MARINARLO UN DÍA ANTES. .61

7. PIERNAS DE POLLO CON NECTARINAS 62

8. INDIAN TIKKI MASALA 63

9. POLLO TROPICAL 65

10. POLLO EN SALSA 67

11. POLLO TERIYAKI 68

12. POLLO AFRICANO DEL NORTE 70

13. PAN DE PESCADO CON CHORIZO Y LENTEJAS 71

14. SALMÓN AL LIMÓN 72

15. PAELLA VEGETARIANA 74

16. PLATO DE VEGETALES PICANTE 75

17. SOPA DE LA ABUELA 76

18. SOPA DE SOTO DE INDONESIA 78

19. SOPA DE TOMATE VEGETAL 80

20. DESAYUNO DE CEREAL DELICIOSO CON MANZANA. 82

21. CHEESECAKE DE ALMENDRA 83

22. TORTA DE MANZANA CON CANELA 86

23. DULCE DE CHOCOLATE 88

24. SALSA PARA SPAGHETTI 89

25. PLATO DE CEBOLLAS CARAMELIZADAS 90

Parte 1

Introducción

A continuación, les presento las mejores recetas (a la vez que rápidas, simples y fáciles) para suolla de cocciónlenta. He empleado mucho tiempo en seleccionar estas recetas y así ofrecerleslas mejores. En este libro se incluyen 30 recetas para usar con la olla de cocción que les encantarán. Encontrarán todo tipo de recetas para la olla de cocción lenta, desde aperitivos a postres.

Estofado de Carne en Olla de Cocción Lenta

Ingredientes que vamos a necesitar:
1 pieza (1 kg aprox.) de aguja ternera (para asar; deshuesada)
1 pizca de sal y de pimienta negra molida para sazonar
1 paquete (35 g) de salsa *gravy* de ternera
1 paquete (30 g) de aliño ranchero
1 cebolla picada
¼ de taza de harina de todo uso
1 paquete (20 g)de aderezo italiano para ensaladas
½ taza de agua (o cuanto sea necesario)

5 zanahorias enteras peladas (opcional)
Indicaciones:
1) En primer lugar, pulverizamos el interior de la olla de cocción lenta con un aceite vegetal en *spray*.
2) Colocamos la cebolla ya cortada en el fondo de la olla. Espolvoreamos harina sobre una superficie limpie y salpimentamos la carne.
3) Nos aseguramos de enharinar la carne por todos los lados. Nos podemos ayudar del filo de un plato pequeño y duro.
4) Ahora, ponemos el asado sobre la cama de cebolla en la olla.
5) Por otro lado, mezclamos el aderezo italiano, la salsa gravy y el aliño ranchero. Para ello, añadimos agua y lo batimos hasta conseguir una mezcla suave y homogénea.
6) Vertemos la mezcla sobre la carne del asado y colocamos las zanahorias alrededor.
7) Tapamos la olla y lo dejamos cocer a temperaturabajadurante 8 horas, hasta que la salsa espese y la carne del asado se ablande.

8) Servir y disfrutar.
9) Con las cantidades indicadas en esta receta, tendremos para un total de 6 raciones.

Valor nutricional por ración:
Tamaño de la ración: 170 g
Calorías: 360 kcal
Carbohidratos: 20 g
Proteínas: 24 g
Grasas: 22 g
Fibra: 3 g

Barbacoa en Olla de Cocción Lenta

Ingredientes que vamos a necesitar:
Sal y pimienta para sazonar (al gusto)
1 bote (500 g)de salsa barbacoa
1 pieza (unos 1,300 kg) de lomo de aguja (deshuesado)
1 cucharadita de ajo en polvo
1 cucharadita de cebolla en polvo

Indicaciones:
1) Sazonamos la carne con el ajo y la cebolla en polvo, y salpimentamos. La colocamosen la olla de cocción lenta y laponemos a temperatura baja.
2) Vertemos la salsa barbacoa sobre la carne y lo dejamos cocinar de 6 a 8 horas.

3) Cuando esté listo, apagamos la olla, sacamos la carne y la desmenuzamos. Lo volvemos a poneren la olla.
4) Lo cocemos a temperatura baja durante una hora más.
5) Servircaliente y disfrutar.
6) Con las cantidades indicadas en esta receta, tendremos para un total de 8 raciones.

Valor nutricional por ración:
Tamaño de la ración: 210 g
Calorías: 340 kcal
Carbohidratos: 23 g
Proteínas: 21 g
Grasas: 17 g
Fibra: 0,3 g

Costillas a la Barbacoa en Olla de Cocción Lenta

Ingredientes que vamos a necesitar:
1 cucharadita de orégano seco
2 cucharaditas de salsa Worcestershire
1 chorro de salsa picante
2 tazas de kétchup
1 taza de salsa de chile
½ taza compacta de azúcar moreno

4 cucharadas de vinagre
2 kg de costillas pequeñas
Sal y pimienta para al gusto
Indicaciones:

1) Encendemosel horno a 200°C.
2) Mientras que el horno se está precalentando, salpimentamos las costillas y las ponemos en una bandeja de horno (mejor si es fina).
3) Las cocinamos en el horno durante 15 minutos (o hasta que estén dorados).
4) Cuando estén listas, les damos la vuelta y las horneamos por el otro lado.
5) Una vez que estén hechas por ambos lados, retiramos el exceso de grasa.
6) En un bol, mezclamos esta grasa junto con la salsa picante, pimienta, sal, la salsa de chile, orégano, vinagre, kétchup, la salsa Worcestershire y el azúcar moreno.
7) Ponemos la olla de cocción lenta a temperatura baja y metemos las costillas, ya doradas, en ella.
8) Rociamos las costillas con la salsa, por ambos lados, con una capa fina.
9) Lo cocinamos (a temperaturabaja) todo durante, al menos, unas 6 u 8 horas

(tapado). Una vez que las costillas estén tiernas, las servimos inmediatamente.
10) Servir y disfrutar.
11) Con las cantidades indicadas en esta receta, tendremos para un total de 8 raciones.

Valor nutricional por ración:
Tamaño de la ración: 250 g
Calorías: 450 kcal
Carbohidratos: 33 g
Proteínas: 26 g
Grasas: 29 g
Fibra: 0,8 g

Pozole en Olla de Cocción Lenta

Ingredientes que vamos a necesitar:
2 cucharaditas de orégano seco
¼ de taza de cilantro cortado
½ cucharadita de sal
2 latas (450 g cada) de maíz pozolero (mote blanco) escurrido
1 cebolla troceada
½ taza de chiles verdes cortados en daditos
4 dientes de ajo finamente picados
½ cucharadita de cayena (o al gusto)
1 cucharada de aceite de colza

1 pieza de 1 kg de lomo de aguja de ternera deshuesada (cortada en dados de unos 2 cm)

2 latas (400 g cada) de salsa de enchilada

Indicaciones:

1) En una sartén, ponemos el aceite de colza y lo calentamos a temperatura fuerte. Cocinamos el lomo unos 5-6 minutos.
2) Con cuidado de que no se queme, le vamos dando vueltas hasta que se dore.
3) Cuando esté hecho por todas partes, lo retiramos de la sartén y lo colocamos en la olla de cocción lenta.
4) Ponemos la olla a temperatura baja y vertemos la salsa de enchilada. Añadimos los ajos, el orégano, los chiles, la cayena y el maíz.
5) Lo cubrimos todo con agua.
6) Lo dejamos cocinar durante unas 6-7 horas, cubierto con la tapa.
7) Añadimos el cilantro y sal, a la vez que removemos bien para que se mezclen todos los ingredientes.
8) Servir y disfrutar.
9) Con las cantidades indicadas en esta receta, tendremos para un total de 8

raciones.
Valores nutricionales por ración:
Tamaño de la ración: 150g
Calorías: 250 kcal
Carbohidratos: 25 g
Proteínas: 17 g
Grasas: 7 g
Fibra: 5 g

Judías Pintas en Olla de Cocción Lenta

Ingredientes que vamos a necesitar:
2 hojas de laurel
1 cucharada de manteca
5 tazas de caldo de pollo (o lo que se necesite para cubrir)
2 troncos de apio cortados
3 dientes de ajo picados
500 g de jamón de la Selva Negra en tacos
1 cucharadita de comino (o al gusto)
1 cucharada de orégano seco (o al gusto)
500 g de judías pintas
1 cebolla troceada
¾ de pimiento verde en dados
Indicaciones:
1) Colocamos las judías pintas en un bol grande y lo llenamos de agua. Las dejamos en remojo durante toda la noche.

2) En la olla de cocción lenta, a temperatura baja, ponemos el jamón de la Selva Negra, el comino, las judías pintas (que han estado en remojo), las hojas de laurel, la manteca, el orégano, el apio, el pimiento verde, la cebolla y los ajos.
3) Después, añadimos el caldo de pollo hasta cubrir todos los ingredientes.
4) Lo dejamos hervir a temperaturaalta durante unas 5-6 horas, hasta que las judías se ablanden.
5) Servir y disfrutar.
6) Con las cantidades indicadas en esta receta, tendremos para un total de 8 raciones.

Valores nutricionales por ración:
Tamaño de la ración: 220 g
Calorías: 360 kcal
Carbohidratos: 35 g
Proteínas: 23 g
Grasas: 13 g
Fibra: 12 g

Jamón Dulce en Olla de Cocción Lenta

Ingredientes que vamos a necesitar:
1 lata (550 g) de piña triturada
¾ de taza de concentrado de té *chai latte*

1 paquete (450 g) de azúcar moreno

1 pieza (de unos 3 kg) de jamón con su hueso (enjuagado)

Indicaciones:

1) Cubrimos la olla de cocción lenta con ¾ de azúcar moreno y colocamos el jamón encima (por la parte que sea más lisa).
2) Colocamos encima la piña y espolvoreamos lo que nos ha sobrado del azúcar moreno.
3) Además, vertemos el té *chai latte* por encima.
4) Colocamos un termómetro para cocina en el jamón.
5) Cubrimos la olla y lo dejamos cocinarse atemperaturaaltadurante, al menos, 5 horas y media.
6) Servir y disfrutar.
7) Con las cantidades indicadas en esta receta, tendremos para un total de 8 raciones.

Valor nutricional por ración:

Tamaño de la ración: 350 g

Calorías: 520 kcal

Carbohidratos: 40 g

Proteínas: 30 g

Grasas: 23 g
Fibra: 0,3 g

Burritos de Venado en Olla de Cocción Lenta

Ingredientes que vamos a necesitar:

1 lata (450 g) de preparado Mexicorn (escurrido)

1 tarro (85 g) de queso crema cortado en cubitos

700 g de filetes de carne de venado (deshuesado)

1 paquete (200 g) de mezcla de quesos mexicanos rayados

1 lata (400 g) de frijoles negros

1 tarro (450 g) de salsa

8 tortillas de harina (de 30 cm) calientes

Indicaciones:

1) Ponemos los filetes devenado en la olla de cocción lenta y los cubrimos con la salsa.
2) Ponemos los frijoles en la olla junto con el preparado Mexicorn (antes hemos escurrido la mitad del agua de la lata).
3) Lo cocinamos durante unas 7-8 horas, o hasta que la carne se ablande.
4) Partimos la carne en trozos pequeños y la mezclamos con el queso crema hasta que

se derrita.
5) Colocamos el relleno sobre una tortilla (del centro hacia la mitad).
6) Con la ayuda de una cuchara, nivelamos el relleno (con cuidado de que no salga de la tortilla).
7) Ponemos por encima la mezcla de quesos rallados mexicanos y enrollamos la tortilla.
8) Doblamos hacia dentro los lados que sobresalen, a derecha e izquierda, para conseguir un cilindro perfecto.
9) Servir y disfrutar.
10) Con las cantidades indicadas en esta receta, tendremos para un total de 8 raciones.

Valor nutricional por ración:
Tamaño de la ración: 350 g
Calorías: 660 kcal
Carbohidratos: 74 g
Proteínas: 36 g
Grasas: 24 g
Fibra: 6 g

Muslos de Pavo en Olla de Cocción Lenta

Ingredientes que vamos a necesitar:
Sal y pimienta negra molida al gusto
6 trozos de papel de aluminio de 30x40 cm

6 muslos de pavo
3 cucharaditas de condimento especial para aves

Indicaciones:
1) Lavamos los muslos de pavo y secamos muy bien para evitar agua o humedad.
2) Salpimentamos y añadimos el condimento para aves a cada uno de los muslos.
3) Envolvemos los muslos (de forma individual) con el papel de aluminio.
4) Ponemos los muslos en la olla de cocción lenta, sin ningún otro ingrediente, y los cocinamos a baja temperatura.
5) Los cocinamos durante 6-7 horas, hasta que estén blandos.
6) Servir y disfrutar.
7) Con las cantidades indicadas en esta receta, tendremos un total de 6 raciones.

Valor nutricional por ración:
Tamaño de la ración: 150 g
Calorías: 220 kcal
Carbohidratos: 1 g
Proteínas: 36 g
Grasas: 7 g
Fibra: 0 g

Delicias de Otoño en Olla de Cocción

Lenta

Ingredientes que vamos a necesitar:
1 cebolla amarilla cortada
4 bistecs (de 100 g cada) de ternera (aplanados)
⅔ (350 g) de un paquete de tallarines (o fideos) de huevo
1 lata (300 g) de crema de champiñones con ajo
1 taza de agua
1 paquete (30 g) de preparado de sopa de cebolla
2 latas (300 g cada) de crema de champiñones
2 cucharaditas de aceite vegetal
Indicaciones:
1) Ponemos la cebolla y el aceite vegetal en una sartén y dejamos a fuego fuerte unos 20-25 minutos, hasta que se dore.
2) En la olla de cocción lenta, ponemos la crema de champiñones, el agua y el preparado de sopa de cebolla, y lo mezclamos bien hasta que sea una mezcla homogénea.
3) Reservamos las cebollas en un bol.
4) En la misma sartén, doramos la carne en el

aceite caliente (el de las cebollas). Unos 5 minutos por cada lado.

5) Una vez que la carne esté dorada, la ponemos en la olla y la cubrimos con las cebollas. La dejamos que cueza a temperaturabaja unas 5-6 horas, hasta que la carne esté tierna.
6) Hervimos agua con sal en una olla grande y cocemos los tallarines de huevo durante unos 5 minutos (hasta que estén cocidos).
7) Escurrimos bien los tallarines. Servimos los filetes junto con los tallarines y ponemos salsa de champiñones por encima.
8) Servir y disfrutar.
9) Con las cantidades indicadas en esta receta, tendremos para una total de 4 raciones.

Valor nutricional por ración:
Tamaño de la ración: 350 g
Calorías: 560 kcal
Carbohidratos: 66 g
Proteínas: 26 g
Grasas: 21 g
Fibra: 4 g

Pimientos Rellenos en Olla de Cocción Lenta

Ingredientes que vamos a necesitar:
1 cucharadita de pimienta negra molida
6 pimientos verdes, sin la parte superior (que reservamos) y sin semillas
⅓ de taza de agua
450 g de magro de carne de ternera picada
1 lata (400g) de tomates asados
1 taza de arroz cocido
2 cucharadas de kétchup
1 cucharadita de salsa Worcestershire

Indicaciones:
1) Calentamos una sartén grande a fuego medio.
2) Ponemos la carne en ella y dejamos que se fría durante 5-7 minutos, o hasta que la carne se ablande. Retiramos el exceso de grasa (o agua).
3) En un bol, ponemos el arroz cocido, la carne picada, la salsa Worcestershire, la pimienta negra y los tomates.
4) Rellenamos los pimientos verdes con la mezcla que hemos hecho.
5) Una vez rellenos, colocamos los pimientos en la olla de cocción lenta y vertemos agua

a su alrededor.
6) Lo dejamos cocer a temperaturabaja entre 6-8 horas.
7) Servir y disfrutar.
8) Con las cantidades indicadas en esta receta, tendremos un total de 6 raciones.

Valor nutricional por ración:
Tamaño de la ración: 140 g
Calorías: 253 kcal
Carbohidratos: 19 g
Proteínas: 16g
Grasas: 11 g
Fibra: 3 g

Berenjenas a la Parmesana en Olla de Cocción Lenta

Ingredientes que vamos a necesitar:
⅓ de taza de pan rallado con especias
4 berenjenas peladas y cortadas en rodajas de 2/3 cm
1 cucharada de sal (o al gusto)
½ taza de queso parmesano rallado
1 tarro (900 g) de salsa marinera preparada
2 huevos
⅓ de taza de agua
3 cucharadas de harina de todo uso

1 paquete (450 g) de queso mozzarella en lonchas

1 taza de aceite de oliva virgen extra (o lo que se necesite)

Indicaciones:

1) Ponemos las rodajas de berenjena en un bol grande y las ponemos sal. Dejamos que escurran durante aprox. 30 minutos.
2) Las lavamos y las secamos cuidadosamente con papel de cocina.
3) Calentamos el aceite de oliva, a temperatura media, en una sartén grande y batimos los huevos con la harina y el agua hasta conseguir una mezcla homogénea.
4) Introducimos las rodajas de berenjena en la mezcla que acabamos de hacer y las freímos en el aceite caliente hasta que estén doradas.
5) Freiremos 2 o 3 rodajas cada vez. Cogemos un bol y mezclamos el pan rallado con el queso parmesano.
6) Ahora ponemos las berenjenas en la olla de cocción lenta y vamos poniendo encima el resto de ingredientes, formando capas, siguiendo este orden: ¼ de queso

mozzarella, ¼ de la mezcla de pan rallado y parmesano, y ¼ de salsa marinera.
7) Repetimos las capas 3 veces más.
8) Ahora, tapamos la olla y lo dejamos cocer durante 4-5 horas o hasta que las rodajas estén blandas y se hayan mezclado los sabores.
9) Servir y disfrutar.
10) Con las cantidades indicadas en esta receta, tendremos para un total de 8 raciones.

Valor nutricional por ración:
Tamaño de la ración: 240 g
Calorías: 410 kcal
Carbohidratos: 30 g
Proteínas: 23 g
Grasas: 19 g
Fibra: 13 g

Pavo con Patatas en Olla de Cocción Lenta

Ingredientes que vamos a necesitar:
1 lata (300 g) de cremaconcentrada de champiñones
½ taza de cebolla troceada
¼ de taza de pimiento verde troceado
4 tazas de agua
¼ de taza de pimiento rojo troceado

3 muslos grandes de pavo
2 patatas cortadas en trozos
2 ½ de tazas de agua
2 latas (300 g cada) de crema concentrada de pollo y champiñones
Ajo en polvo para sazonar
2 tazas de arroz blanco de grano largo
Sal para sazonar
1 pizca de sazonador y ablandador de carne
Pimienta negra molida al gusto

Indicaciones:
1) Ponemos en la olla de cocción lenta agua, la crema de champiñones y la de pollo, y lo mezclamos todo bien hasta obtener una mezcla homogénea.
2) Añadimos el pimiento verde, el pimiento rojo y la cebolla, y movemos. Ponemos los muslos de pavo y los cubrimos bien con la salsa.
3) Ponemos la olla a temperatura baja y dejamos que se cueza todo 3 horas.
4) Cuando esté hecho, añadimos el sazonador y ablandador de carne, el ajo en polvo, la pimienta negra y las patatas (sazonadas previamente).

5) Volvemos a calentar la olla, a temperatura alta, y cocinamos todo durante 2 horas. Removemos y mezclamos bien.
6) Ahora sacamos la carne de los muslos y la troceamos. Una vez troceada, la volvemos a colocar en la olla y la dejamos que cueza durante otra hora.
7) 30 minutos antes de servirlo, añadimos arroz y agua a una cacerola y lo llevamos a ebullición a fuego alto. Una vez que esté hervido, bajamos la temperatura, tapamos la cacerola y lo dejamos cocer 20 o 25 minutos más (para que el arroz quede tierno).
8) Servimos el pavo con la salsa y el arroz recién salido de la cacerola.
9) Servir y disfrutar.
10) Con las cantidades indicadas en esta receta, tendremos para un total de 6 raciones.

Valor nutricional por ración:
Tamaño de la ración: 350 g
Calorías: 550 kcal
Carbohidratos: 74 g
Proteínas: 46 g
Grasas: 17g

Fibra: 4 g

Brisket de Búfalo en Olla de Cocción Lenta

Ingredientes que vamos a necesitar:
Sal y pimienta al gusto
2 tazas de caldo de pollo
1 taza de agua
1 pieza de aprox. 1,300 kg de *brisket* (pecho) de búfalo
1 cebolla pequeña troceada
2 cucharaditas de ajo picado
1 cucharadita de albahaca seca
1 cucharadita de aceite de oliva

Indicaciones:

1) Primero, cubrimos ligeramente con aceite el fondo de la olla de cocción lenta y, después, colocamos el brisket.
2) Le ponemos la albahaca, el ajo y la cebolla. Lo salpimentamos al gusto. Añadimos el agua y el caldo de pollo, y lo cubrimos.
3) Lo dejamos cocer entre 6-10, o hasta que la carne está tierna, a temperatura baja. Para que la carne quede jugosa, la rociamos con la salsa y los jugos varias veces.
4) Servir y disfrutar.
5) Con las cantidades indicadas en esta

receta, tendremos para un total de 10 raciones.

Valor nutricional por ración:

Tamaño de la ración: 120 g

Calorías: 230 kcal

Carbohidratos: 2 g

Proteínas: 41 g

Grasas: 5 g

Fibra: 0,4 g

Pollo Marsala en Olla de Cocción Lenta

Ingredientes que vamos a necesitar:

2 cucharadas de agua (opcional)

1 cucharada de harina de maíz o maicena (opcional)

1 cucharada de perejil fresco picado (para adornar)

¼ de taza de harina de todo uso

Sal y pimienta negra molida al gusto

1,300 kg (aprox.) de pechuga de pollo, sin piel y deshuesado, y cortada en trozos de 5 cm

350 g de champiñones blancos laminados

1 cucharada de aceite de oliva

2 dientes de ajo picados

Indicaciones:

1) Ponemos el aceite y el ajo en la olla de

cocción lenta.Aparte, ponemos en un bol la pimienta, la sal y la harina; una vez que los hayamos mezclado bien, ponemos esta mezcla en un abolsa de plástico.

2) Cogemos el pollo y lo metemos en la bolsa. Agitamos bien hasta que el pollo quede completamente cubierto con la mezcla.

3) Ponemos el pollo y los champiñones laminados en la olla(la calentamos a temperatura media unos 3-4 minutos).

4) Lo cocinamos unas 5 horas y lo servimos con el perejil picado.

5) Nota: si la salsa nos ha quedado muy líquida, mezclamos la harina de maíz yel agua hasta que la harina se disuelva completamente y vertemos la mezcla sobre el pollo. Lo cocinamos entre 15-20 minutos a temperatura alta.

6) Servir y disfrutar.

7) Con las cantidades indicadas en esta receta, tendremos para un total de 10 raciones.

Valor nutricional por ración:
Tamaño de la ración: 230 g
Calorías: 375 kcal

Carbohidratos: 13 g
Proteínas: 55 g
Grasa: 5 g
Fibra: 0,8 g

Venado *Strogonoff* en Olla de Cocción Lenta

Ingredientes que vamos a necesitar:
Sal y pimienta al gusto
½ paquete (450 g) de tallarines de trigo integral
1 bote (200 g) de crema agria
1 hoja de laurel
1 cebolla pequeña cortada muy fina
1 tarro (200 g) de champiñones laminados (escurridos)
2 latas (400 g cada) de caldo de carne bajo en sal
1 cucharada de aceite de colza
1 pieza de 700 g de carne de venado para estofar, cortada en trozos de unos 2 cm
Indicaciones:
1) Ponemos el aceite de colza en una sartén grande y lo calentamos a fuego medio.
2) Freímos los trozos de venado y los ponemos en la olla de cocción lenta. Añadimos el caldo de ternera y lo

mezclamos junto con los champiñones, las cebollas y la hoja de laurel.
3) Lo salpimentamos al gusto lo dejamos cocer durante 9-10 horas a temperatura baja.
4) Añadimos (si es necesario) más caldo de carne, agua y los tallarines, y lo tapamos.
5) Lo cocemos todo durante 30-35 minutos y lo servimos con crema agria.
6) Servir y disfrutar.
7) Con las cantidades indicadas en esta receta, tendremos para un total de 6 raciones.

Valor nutricional por ración:
Tamaño de la ración: 250 g
Calorías: 400 kcal
Carbohidratos: 33 g
Proteínas: 35 g
Grasas: 14 g
Fibra: 6 g

Curry Tailandés (*Massaman Curry*) en Olla de Cocción Lenta

Ingredientes que vamos a necesitar:
3 cucharadas de azúcar moreno
2 tazas de caldo de ternera
½ taza de cacahuetes tostados sin sal

1 pieza de 600 g de aguja de ternera cortada en trozos de 2-3 cm
3 cabezas de ajo picadas
1 bote (400 g) de leche de coco
¼ de taza de mantequilla de cacahuete
3 cucharadas de curry en polvo
3 cucharadas de salsa de pescado tailandesa
2 patatas cortadas en trozos grandes
1 cebolla pequeña cortada en trozos grandes
2 cucharadas de mantequilla

Indicaciones:

1) Derretimos la mantequilla en una sartén. Ponemos la cebolla y las patatas en la olla.
2) Una vez que esté derretida, echamos la mantequilla a la olla y añadimos el ajo y la ternera.
3) Cocinamos la carne hasta que esté hecha por todos lados. Ponemos la sartén a fuego vivo y añadimos la mantequilla de cacahuete, el curry en polvo y la leche de coco.
4) Cocinamos hasta que se derrita la mantequilla.
5) Después, los ponemos todo en la olla de

cocción lenta. Añadimos el caldo de carne, el azúcar moreno y la salsa de pescado.
6) Lo dejamos cocinar a baja temperatura entre 4-6 horas.
7) 30 minutos antes de servirlo, añadimos los cacahuetes al curry.
8) Servir y disfrutar.
9) Con las cantidades indicadas en esta receta, tendremos para un total de 6 raciones.

Valor nutricional por ración:
Tamaño de la ración: 250 g
Calorías: 545 kcal
Carbohidratos: 29 g
Proteínas: 21 g
Grasas: 40 g
Fibra: 6 g

Ternera a la Barbacoa en Olla de Cocción Lenta

Ingredientes que vamos a necesitar:
1 lata (400 g) de salsa de tomate
¼ de taza de chile en polvo
Sal al gusto
3 hojas de laurel
½ cucharadita de pimienta negra molida (o al gusto)

2 cucharadas de ajo en polvo
1 pieza (unos 1,300 kg) de lomo de aguja (deshuesado)
1 cebolla troceada
¼ taza de vinagre blanco
Indicaciones:
1) Ponemos en la olla de cocción lentalas hojas de laurel, la pimienta negra, el vinagre, el ajo en polvo, la cebolla y la carne.
2) Añadimos agua suficiente para cubrir todos los ingredientes, y tapamos la olla.
3) Lo dejamos cocinarse durante 4 horas a temperatura alta.
4) Sacamos la carne de la olla y nos deshacemos del exceso de líquido.
5) Con cuchillo y tenedor, cortamos la carne y la ponemos de vuelta en la olla.
6) Añadimos la sala, la salsa de tomate y el chile en polvo, y lo tapamos.
7) Lo cocinamos por, al menos, otras 2 horas más.
8) Servir y disfrutar.
9) Con las cantidades indicadas en esta receta, tendremos para un total de 8 raciones.

Valor nutricional por ración:
Tamaño de la ración: 150 g
Calorías: 292 kcal
Carbohidratos: 10 g
Proteínas: 22 g
Grasas: 18 g
Fibra: 3 g

Espaguetis con Pollo en Olla de Cocción Lenta

Ingredientes que vamos a necesitar:
1 lata (400 g) de tomates en dados con chiles verdes
200 g de queso de lonchas
4 pechugas de pollo deshuesadas y sin piel
1 paquete (450 g) de espaguetis cocidos y escurridos
1 lata (300 g) de crema concentrada de pollo
1 lata (300 g) de crema concentrada de champiñones
Indicaciones:
1) Ponemos una olla grande al fuego. Ponemos agua con sal y la llevamos a ebullición.
2) Echamos los espaguetis y que cuezan entre 8-10 minutos. Los escurrimos y los

reservamos. Ponemos la olla de cocción lenta a temperatura media y añadimos la lata de tomates, la crema de pollo, el queso y la crema de champiñones.

3) Dejamos que se cocine hasta que se derrita el queso.
4) Mezclamos el pollo y los espaguetis con la salsa, y lo calentamos todo junto.
5) Lo cocinamos durante 40 minutos a temperatura media.
6) Servir y disfrutar.
7) Con las cantidades indicadas en esta receta, tendremos para un total de 6 raciones.

Valor nutricional por ración:
Tamaño de la ración: 450 g
Calorías: 693 kcal
Carbohidratos: 65 g
Proteínas: 41 g
Grasas: 25 g
Fibra: 3 g

Berza en Olla de Cocción Lenta

Ingredientes que vamos a necesitar:
1 cucharada de aceite de oliva
Pimienta negra molida al gusto
Ajo en polvo al gusto

4 manojos de berzas lavadas, sin tallo y troceadas
1 pieza de codillo de cerdo de 500 g
4 jalapeños encurtidos troceados
½ cucharadita de bicarbonato
Indicaciones:
1) Llenamos una olla con agua hasta la mitad. Ponemos el codillo y las berzas, y dejamos que hierva.
2) Añadimos las berzas a la olla lenta antes de que se oxiden.
3) Ponemos los jalapeños y el codillo, y añadimos los siguientes ingredientes: el aceite de oliva, el ajo en polvo, la pimienta y el bicarbonato.
4) Lo tapamos. Lo llevamos a ebullición a temperatura alta y, una vez que rompa hervir, le bajamos la temperatura y lo dejamos cocer durante 8-10 horas.
5) Servir y disfrutar.
6) Con las cantidades indicadas en esta receta, tendremos para un total de 16 raciones.

Valor nutricional por ración:
Tamaño de la ración: 60 g
Calorías: 100 kcal

Carbohidratos: 5 g
Proteínas: 7 g
Grasas: 7 g
Fibra: 3 g

Receta Fácil de Calabaza en Olla de Cocción Lenta

Ingredientes que vamos a necesitar:
¼ de taza de mantequilla en cubitos
100 g de queso de lonchas
2 kg de calabaza amarilla cortada
1 cebolla pequeña troceada
Indicaciones:

1) Ponemos una olla al fuego. Añadimos la cebolla y la calabaza, y cubrimos con agua.
2) Lo llevamos a ebullición y lo tapamos. Lo cocinaremos durante 10 minutos, sin moverlo.
3) Lo escurrimos con la ayuda de un escurridor.
4) Encendemos la olla de cocción lenta y vamos añadiendo, por capas, en este orden: la calabaza y la cebolla ya cocidas, los cubitos de mantequilla y las lonchas de queso.
5) Lo cocinamos a temperatura baja hasta que la calabaza quede deshecha y cremosa

(Importante: no remover).
6) Servir y disfrutar.
7) Con las cantidades indicadas en esta receta, tendremos para un total de 6 raciones.

Valor nutricional por ración:
Tamaño de la ración: 100 g
Calorías: 180 kcal
Carbohidratos: 13 g
Proteínas: 8 g
Grasas: 13 g
Fibra: 3,5 g

Puré de Patatas y Coliflor en Olla de Cocción Lenta

Ingredientes que vamos a necesitar:
1 cucharadita de ajo en polvo
¼ de cucharadita de pimentón
Sal al gusto
1 coliflor en trozos
¼ de taza de leche
¼ de taza de mantequilla blanda
¼ de taza de crema agria
1 cucharada de pimienta negra molida (o al gusto)
1 kg de patatas peladas y cortadas en trozos

1 taza de caldo de pollo

Indicaciones:

1) Ponemos el caldo de pollo y las patatas en la olla de cocción lenta y lo dejamos que cueza durante, al menos, 3 horas.
2) Añadimos la coliflor y que se cueza todo, otras 3 horas, a temperatura baja.
3) A esta combinación, le añadimos el ajo en polvo, la sal, el pimentón, la crema agria, la pimienta negra, la mantequilla y la leche.
4) Lo cocinamos durante 10 minutos (hasta que se caliente todo).
5) Servir y disfrutar.
6) Con las cantidades indicadas en esta receta, tendremos para un total de 6 raciones.

Valor nutricional por ración:

Tamaño de la ración: 90 g

Calorías: 140 kcal

Carbohidratos: 20 g

Proteínas: 4 g

Grasas: 5 g

Fibra: 3,5 g

Judía de Careta o Carilla en Olla de Cocción Lenta

Ingredientes que vamos a necesitar:

¼ de cucharadita de pimienta roja triturada (también se podría emplear cayena)
⅛ de azúcar blanco
Sal al gusto
3 huesos de jamón (o más, al gusto)
6 tazas de agua (añadir más si se necesita)
1 cebolla troceada en trozos pequeños
1 diente de ajo grande machacado
450 g de judías careta
Indicaciones:
1) Ponemos las judías en un recipiente grande.
2) Echamos agua para cubrirlas y las dejamos en remojo toda la noche. Ponemos 6 tazas de agua en una olla y ponemos los huesos. Dejamos que hiervan.
3) Tapamos la olla, bajamos el fuego y lo dejamos hervir durante 90 minutos.
4) Sacamos los huesos y los reservamos. Los tendremos en la nevera durante 8 horas (una noche). Ponemos las judías en la olla de cocción lenta, después de escurrirlas, y echamos un hueso de jamón
5) Añadimos la pimienta roja triturada, el azúcar, el ajo y la cebolla. Desprendemos

la carne del hueso y la añadimos a la olla también.
6) Cubrimos con agua las judías (que rebose el agua unos 4 cm) y lo dejamos cocer durante 14 horas a temperatura baja.
7) Servir y disfrutar.
8) Con las cantidades indicadas en esta receta, tendremos para un total de 4 raciones.

Valor nutricional por ración:
Tamaño de la ración: 390 g
Calorías: 840 kcal
Carbohidratos: 70 g
Proteínas: 53 g
Grasas: 33 g
Fibra: 13 g

Alubias Cocidas con Arce y Jengibre en Olla de Cocción Lenta

Ingredientes que vamos a necesitar:
½ cucharadita de sal
¼ de cucharadita de pimienta negra molida
2 tazas de agua hirviendo
¾ de taza de sirope de arce puro
¼ de taza de melaza
¼ de taza de azúcar moreno
1 cucharadita de jengibre en polvo

1 cucharadita de mostaza en polvo
700 g de judías blancas
1 cebolla grande cortada en rodajas
100 g (cortados en dados) de carne de vacuno en conserva
Indicaciones:
1) Ponemos las judías en agua y las dejamos toda la noche. Las escurrimos al día siguiente.
2) Después, ponemos agua en una olla y cocemos las judías hasta que se ablanden.
3) Mientras que se hacen, mezclamos la melaza, el sirope de arce, la pimienta, la sal, el jengibre, el azúcar moreno y el agua.
4) Cogemos la olla de cocción lenta y ponemos la cebolla. Añadimos los trozos de carne en conserva y las judías (bien escurridas).
5) En la olla, echamos la mezcla con sirope de arce y jengibre que hemos hecho antes. Esta mezcla debe cubrir las judías, por lo que añadiremos agua si vemos que no es suficiente.
6) Tapamos la olla y dejamos que cueza por 5-6 horas.
7) Hay que vigilar las judías, de vez en

cuando, porque el agua se evapora con facilidad.

8) Añadimos agua cuando se necesite.
9) Servir y disfrutar.
10) Con las cantidades indicadas en esta receta, tendremos para un total de 10 raciones.

Valor nutricional por ración:
Tamaño de la ración: 200 g
Calorías: 390 kcal
Carbohidratos: 60 g
Proteínas: 14 g
Grasas: 10 g
Fibra: 11 g

TallarinesHúngaros de Guarnición en Olla de Cocción Lenta

Ingredientes que vamos a necesitar:
¼ de cucharadita de salsa picante
2 tazas de requesón
½ taza de cebolla picada
Queso
1 pizca de pimentón
¼ de taza de agua
2 cucharadas de salsa Worcestershire
1 cucharada de semillas de amapola
2 tazas de crema agria

¼ de taza de queso parmesano rallado

1 lata (300 g) de crema condensada de champiñones

¼ de cucharadita de ajo en polvo

1 paquete (450 g) tallarines de huevo anchos

3 pastillas de caldo de pollo

Indicaciones:

1) Ponemos una olla grande, con un poco de sal, al fuego.
2) Añadimos los tallarines para que se cuezan en ella. Una vez hechos, los escurrimos.
3) Después, ponemos las pastillas de caldo en agua hirviendo, hasta que se disuelvan.
4) A continuación, añadimos las semillas de amapola, la cebolla picada, la crema de champiñones, la salsa Worcestershire, la salsa picante y el ajo en polvo.
5) En la mezcla que hemos hecho, ponemos la crema agria, los tallarines ya cocidos y el requesón.
6) Engrasamos la olla de cocción lenta y añadimos lo que ya tenemos.
7) Echamos pimentón y queso parmesano rallado encima y lo tapamos.
8) Lo cocinamos entre 3-4 horas y lo servimos

recién hecho.
9) Servir y disfrutar.
10) Con las cantidades indicadas en esta receta, tendremos para un total de 10 raciones.

Valor nutricional por ración:
Tamaño de la ración: 180 g
Calorías: 370 kcal
Carbohidratos: 40 g
Proteínas: 15 g
Grasas: 17 g
Fibra: 2 g

Grelos con Champiñones Portobello

Ingredientes que vamos a necesitar:
Sal marina y pimienta negra recién molida, al gusto
2 manojos de grelos, retirados los tallos y cortados en trozos de 3 cm
¼ de taza de queso parmesano rallado
2 champiñones portobello (sin tronco) cortados en trozos de 0,5 cm
½ taza de aceite oliva virgen extra
3 cabezas de ajo picadas
½ taza de cebolla roja troceada
3 ramitas de tomillo fresco partidas
Indicaciones:

1) Ponemos una sartén a fuego medio para calentar el aceite.
2) Dejamos que se cocine durante 10-15 minutos. Después, añadimos la cebolla y el ajo.
3) Añadimos los champiñones y el tomillo, y bajamos el fuego.
4) Salpimentamos al gusto. Cocinamos los champiñones durante 230-35 minutos. Hay que tener en cuenta que los champiñones van a reducirse.
5) Colocamos una vaporera en una olla y añadimos agua. Tapamos para que rompa a hervir.
6) Colocamos los grelos.
7) A la hora de servir, ponemos los champiñones y el queso parmesano sobre los grelos.
8) Servir y disfrutar.
9) Con las cantidades indicadas en esta receta, tendremos para un total de 6 raciones.

Valor nutricional por ración:
Tamaño de la ración: 140 g
Calorías: 230 kcal
Carbohidratos: 8 g

Proteínas: 5 g
Grasas: 20 g
Fibra: 3 g

Arroz con Guisantes (*Risi e Bisi*)

Ingredientes que vamos a necesitar:
½ taza de guisantes congelados (ya descongelados)
¼ de taza de queso parmesano rallado
¼ de taza de piñones tostados
2 cabezas de ajo cortadas
2 latas (400 g cada) de caldo de pollo
⅓ de taza de agua
¾ de cucharadita de aderezo italiano
½ cucharadita de albahaca seca
1 ½ taza de arroz blanco largo vaporizado
⅓ de taza de cebolla troceada
Indicaciones:
1) Ponemos el agua y el caldo de pollo en una olla, y lo llevamos a ebullición a fuego vivo.
2) En una olla de cocción lenta, ponemos el arroz, el ajo y la cebolla. Añadimos el aderezo italiano, la albahaca y el caldo que hemos cocido antes. Lo tapamos.
3) Que cueza durante 2-3 horas. Añadimos los guisantes.
4) Siempre tapado, dejamos que se cocine

todo durante 1 hora más.
5) Añadimos el queso para condimentar la receta.
6) Servir y disfrutar.
7) Con las cantidades indicadas en esta receta, tendremos para un total de 5 raciones.

Valor nutricional por ración:
Tamaño de la ración: 150 g
Calorías: 270 kcal
Carbohidratos: 48 g
Proteínas: 9 g
Grasas: 5 g
Fibra: 3 g

Arroz con Leche en Olla de Cocción Lenta

Ingredientes que vamos a necesitar:
2 cucharadas de leche
½ cucharadita de extracto de vainilla
½ cucharadita de extracto de almendras
⅛ de cucharadita de sal
4 tazas de leche
½ taza de azúcar blanco
½ taza de arroz blanco largo
1 cucharada de margarina
1 huevo
Indicaciones:

1) Cogemos la olla de cocción lenta y mezclamos: el azúcar blanco, las 4 tazas de leche y el arroz. Una vez que se haya disuelto el azúcar, añadimos la margarina.
2) Lo dejamos cocer a temperatura alta durante 2 horas y media.
3) En un bol aparte, mezclamos la sal, el extracto de vainilla, las 2 cucharadas de leche, el extracto de almendras y el huevo.
4) Cogemos una pequeña cantidad del arroz de la olla y se lo añadimos a la mezcla de huevo (queremos calentarlo, no cocinarlo).
5) La mezcla resultante, la añadimos a la olla de cocción lenta.
6) Que cueza todo durante 15 minutos más a temperatura alta. Colocamos el arroz con leche un molde de vidrio.
7) Lo envolvemos con film transparente.
8) Dejamos una parte sin cerrar para que se ventile.
9) Lo enfriamos durante 1 hora antes de servir.
10) Servir y disfrutar.
11) Con las cantidades indicadas en esta receta, tendremos para un total de 8 raciones.

Valor nutricional por ración:
Tamaño de la ración: 110 g
Calorías: 170 kcal
Carbohidratos: 26 g
Proteínas: 6 g
Grasas: 5 g
Fibra: 0,3 g

Manzanas con Canela y Azúcar Moreno en Olla de Cocción Lenta

Ingredientes que vamos a necesitar:
1 cucharada de mantequilla en trozos
½ cucharadita de canela molida
⅔ de taza de zumo de manzana
4 manzanas para asar medianas
¼ de taza de copos de avena normales
¼ de taza de pasas
2 cucharadas compactas de azúcar moreno
Indicaciones:

1) Cogemos una bolsa de asar (*liners*) de las de olla de cocción lenta y la colocamos hasta la marca de 20 l. En un bol, ponemos los copos de avena, la mantequilla, la canela y el azúcar moreno. Por otro lado, disponemos las manzanas en la olla.

2) Rellenamos las manzanas (a las que hemos sacado el corazón) con la mezcla.

3) Si queda mezcla, la ponemos por encima. Añadimos también el zumo de manzana,
4) Dejamos que se cocine durante 3 horas con la tapa puesta.
5) Antes de servir, bañamos las manzanas en la salsa resultante de la cocción.
6) Servir y disfrutar.
7) Con las cantidades indicadas en esta receta, tendremos un total de 4 raciones.

Valor nutricional por ración:
Tamaño de la ración: 120 g
Calorías: 190 kcal
Carbohidratos: 43 g
Proteínas: 2 g
Grasas: 4 g
Fibra: 4 g

Receta Fácil de Tarta de Selva Negra en Olla de Cocción Lenta

Ingredientes que vamos a necesitar:

1 lata (600 g) de relleno para pastel de cerezas

1 paquete (500 g) de mezcla para pastel de chocolate

½ taza de mantequilla

1 lata (200 g) de piña triturada (escurrida, pero conservamos el líquido)

Indicaciones:
1) Derretimos la mantequilla al fuego en una olla pequeña.
2) Una vez derretida, la añadimos al liquido de la piña que hemos reservado y lo dejamos aparte.
3) Cogemos la olla de cocción lenta y colocamos la piña triturada en el fondo. Echamos encima, en una capa fina y lisa, el relleno de cerezas.
4) Agregamos la mezcla para pastel de chocolate encima del relleno de cerezas.
5) Por último, echamos la mezcla de mantequilla y zumo de piña (bien mezclada) por encima.
6) Dejamos que se cocine todo durante 3 horas a temperatura baja. Lo enfriamos entre 5-10 minutos antes de servirlo.
7) Servir y disfrutar.
8) Con las cantidades indicadas en esta receta, tendremos para un total de 10 raciones.

Valor nutricional por ración:
Tamaño de la ración: 220 g
Calorías: 358 kcal
Carbohidratos: 58 g

Proteínas: 4 g
Grasas: 17 g
Fibra: 2 g

Parte 2

INTRODUCCIÓN

Hace unos años compré un Crockpot. Lo había escuchado de amigos y colegas y estaban muy entusiasmados con eso. Pensé, eso suena como algo para mí, tira algunos ingredientes en el sartén, presiona los botonesy puedes irte a hacer otras cosas o ver tu programa de cocina favorito en la televisión, por ejemplo.

Aun así, no fue tan fácil al principio, porque sí, arrojas algunos ingredientes en Crockpot, pero que y cuánto y cuánto tiempo. Así que probé muchas cosas y algunos platos que podía tirar inmediatamente. Pero si no intentas nada, nunca lo sabrás y, finalmente, me las arreglé para cocinar deliciosos platos de forma sencilla en Crockpot. Y a pesar del hecho de que los platos se suelen cocinar durante horas en Crockpot, la preparación es generalmente rápida y fácil.

Si tiene una Crockpot con una función de temporizador, puede configurarlo para el tiempo total de cocción y una vez que haya terminado de cocinar, el Crockpot cambia automáticamente a la función de mantener caliente para que la comida esté lista cuando llegue a casa, ¡no es tan bueno!

Tengo un Crockpot, pero todas las recetas de este libro son adecuadas para cualquier olla de cocción lenta, porque, por supuesto, una Crockpot es solo una olla de cocción lenta.Algunas cocinas lentas utilizan los ajustes 1 y 2 en lugar de baja y alta.

Delicioso Estofado de Carne
INGREDIENTES

Para 4 porciones:

12 Onzas de estofado de ternera (600 gramos).

2 Onzas de mantequilla (60 gramos).

2 Cebollas.

2-3 Dientes de ajo.

2 Tomates.

3 Clavos de olor.

Una pizca de maza.

2 Hojas de laurel.

5/8 Taza de caldo de res (150ml).

5/8 Taza de vino tinto (150ml) o 1 a 2 cucharadas de vinagre.

1 Cucharada de harina.

Sal y pimienta.

También puedes añadir un poco de pimiento verde.

PREPARACIÓN

Calentar el caldo y mantenerlo caliente.

Calentar la mantequilla en una sartén grande.

Condimente la carne con sal y pimienta y mezcle con una cucharada de harina.

Ponga la carne en la sartén y cocínela hasta que empiece a dorarse. Esto tomará unos pocos minutos.

Cortar las cebollas en trozos y cortar el ajo (o utilizar una prensa de ajo).

Cortar los tomates en trozos grandes.

Coloque todo en la olla de cocción, la cebolla, los tomates, el ajo, las hierbas, la carne, el caldo y finalmente el vino o el vinagre. Asegúrese de que al menos la mitad de la carne esté cubierta, puede agregar caldo si es necesario.

Cubra y cocine a temperatura baja durante 10 a 12 horas. Añadir más caldo si es necesario.

Delicioso con papas fritas y una ensalada verde.

2. Chili con Carne
INGREDIENTES

4 porciones:
18 Onzas de carne molida (500 gramos).
1 Pimiento verde grande (o rojo), picado.
1 Cebolla grande, picada.
2 Dientes de ajo, finamente picados.
1 Taza de zanahorias, picadas (100 gramos).
1 Lata de frijoles rojos (425 gramos).
1 Lata de frijoles marrones (425 gramos).
1 Lata de tomates (400).
1 Lata pequeña de pasta de tomate (1/3 taza o 70 gramos).
1 Cucharadita de chile en polvo
½ Cucharadita de pimienta de cayena.
½ Cucharadita de pimiento dulce en polvo.
2 Cucharadas de comino molido.

1 Cucharada de canela.

Sal y pimienta para probar.

Crema Agria.

Cebolleta.

Queso Rallado.

PREPARACION

Cocine la carne molida en un sartén (sin mantequilla) hasta que empiece a dorarse.

Luego coloque todo, la carne y todos los demás ingredientes (en rodajas) en el Crockpot. Revuelva bien.

Tape y cocine a temperatura alta durante 6 horas (u 8 horas a temperatura baja).

Servir con un pedazo de baguette, agregar crema agria y un poco de queso rallado y opcionalmente cebolla en rodajas.

3. CARNE DESHEBRADA CON AJOS

INGREDIENTES

4 porciones:

2 LB 3.3 Onzas carne asada (1kg).

1 Taza de pasta (250ml).

3 Dientes de ajo.

3 Cebollas.

3 Cucharadas de vinagre de manzana.

4 Cucharadas de azúcar morena.

½ Cucharadita de pimiento.

2 Cucharadas de salsa soya.

Aceite de Oliva.

PREPARACION

Ponga una cucharada de aceite de Oliva en el Crockpot. Pelar las cebollas, cortar en cubos y ponerlas en el sartén.

Haz lo mismo con el ajo. Coloque la carne en el sartén.

Ahora agregue todos los demás ingredientes. Cubra y cocine a fuego alto durante 2 horas.

Gire el Crockpot a Low después de 2 horas. Deje que la carne hierva a fuego lento durante otras 8 horas hasta que se rompa fácilmente. Retire la carne del sartén y sepárela.

Ponga la salsa restante en una cacerola y mezcle hasta obtener una masa uniforme.

Tire de la carne con 2 tenedores.

Servir con papas y brócoli, ¡Delicioso!

4. RISOTTO CON UN GIRO
INGREDIENTES

4 porciones:
Aceite de Oliva.
1 Cebolla grande picada.
3 Dientes de ajo picados.
1 ½ Taza de arroz risotto (250).
1 Taza de trozos de calabaza (125 g).
1 Taza de champiñones castaños cortados (125 g).
1 Taza de vino blanco (250 ml).
3 ½ Taza de caldo de pollo (800 ml), también puede ver la receta adicional 3 para hacer su caldo.
Pimienta.
8.8 onzas de cubitos de tocino (250 g).
Queso parmesano rallado grueso.
Albahaca fresca.

PREPARACION

Cocine la cebolla y el ajo en una sartén con un poco de aceite hasta que la cebolla este glaseada.

Mientras tanto, hacer el caldo de pollo.

Coloque el arroz risotto en el Crockpot y agregue las cebollas y el ajo. Añadir el vino y el caldo y la pimienta y la sal. Agregue los cubos de calabaza y los champiñones castaños y revuelva por un momento.

Coloque la tapa en el Crockpot, ajústelo a Bajo y cocine por 3 horas.

15 minutos antes de que finalice el tiempo de cocción, cocine el tocino en la misma sartén donde ha cocinado la cebolla. Escurra la grasa después de hornear.

Luego mezcle los cubitos de tocino con el risotto y la calabaza.

Agregue el queso parmesano y la sal al gusto. Al servir, use albahaca fresca para la decoración.

5. COSTILLARES

INGREDIENTES

4 porciones:

2 Lb. 3.3 onzas de costillas (1kg), (4 piezas), con la mayor cantidad de carne posible.

2 Cebollas grandes cortadas en aros.

1 Botella de salsa barbacoa (o haga su propia salsa barbacoa, vea la receta adicional al final de este libro).

Polvo de pimiento.

Sal marina.

2 Cucharadas de mermelada de naranja.

Aceite o mantequilla.

PREPARACION

Espolvoree bien las costillas con pimiento

en polvo y un poco de sal.

Cocine las costillas en una sartén durante unos minutos.

Cortar las cebollas en aros y cocinar en una sartén separada con un poco de mantequilla o aceite hasta que estén glaseadas.

Añadir la mermelada de naranja y remover durante un rato.

Luego poner las cebollas con la mermelada en el Crockpot.

Coloque 2 costillas en la parte superior.

Cubrir las costillas con media botella de salsa barbacoa.

Luego ponga las otras 2 costillas en la parte superior.

Y otra media botella de salsa barbacoa encima.

Cubra la olla eléctrica y cocine a temperatura baja, deje las costillas a fuego lento durante 8 a 10 horas.

Luego retire las costillas del Crockpot y colóquelas en una bandeja para hornear cubierta con papel para hornear. Cubra las costillas con un poco de salsa y colóquelas debajo de la parrilla. Cuando la carne está burbujeando y ve un borde asado en la carne, las costillas estarán listas.

6. HOMBRO DE CORDERO CON HIERBAS FRESCAS

Con este plato, es mejor marinarlo un día antes.

INGREDIENTES

4 porciones:

1 Hombro de cordero.

2 Tazas de menta fresca (50g), finamente picada.

2 Tazas de romero fresco (50g), finamente picado.

3 Dientes de ajo, picados.

5 Cucharadas de aceite de Oliva.

1 ¼ Taza de vino tinto (300ml).

PREPARACION

Mezcle el vino, la menta, el romero, el ajo y el aceite en un recipiente.

Coloque el hombro de cordero en un plato de horno y vierta la marinada sobre ella.

Cubra y deje reposar durante al menos 3 horas en el refrigerador para marinar. Lo mejor es toda una noche.

Tome el hombro de cordero 1 hora antes de cocinarla del refrigerador para que alcance una temperatura ambiente.

Caliente el aceite en un sartén y cocine el hombro de cordero en fuego dorado medio aproximadamente 3 minutos.

Luego coloque en el Crockpot y cocínelo a temperatura baja durante aproximadamente 8 horas.

Esta receta te da un poco más de trabajo porque tienes que marinarla, pero definitivamente vale la pena si te gusta el cordero.

7. PIERNAS DE POLLO CON NECTARINAS
INGREDIENTES

4 porciones:

1 Libra de nectarinas o melocotones (450g), (puede usar enlatados).

4 Muslos de pollo, piel extraída y cortada en dos pedazos (o use palillos grandes).

2 Cebollas rojas, en rodajas finas.

2 Dientes de ajo, finamente picados.

1 Limón, pelar y cortar en rodajas.

1 Taza de aceitunas verdes.

1 Cucharadita de comino molido.

3-4 Cucharadas de aceite de Oliva.

Sal y pimienta.

PREPARACION

Pelar las nectarinas, quitar el hoyo y cortar

en 4 trozos.

Sazone el pollo con comino, pimienta y sal.

En una sartén, caliente el aceite y cocine los trozos de pollo.

Coloque la cebolla, el ajo, las nectarinas y las aceitunas en la Crockpot.

Mezclar cuidadosamente los ingredientes juntos.

Coloque el pollo encima y las rodajas de limón encima del pollo.

Cubra el Crockpot y cocínelo a temperatura baja durante aproximadamente 5 horas.

Al final del tiempo de cocción, saque el pollo y mezcle con los otros ingredientes cuidadosamente con una cuchara de madera.

8. INDIAN TIKKI MASALA

INGREDIENTES

3 porciones:

1 Libra 1.6 onzas de filete de pollo al muslo (o filete de pechuga) (500g)

1 ¼ Taza de yogurt (250ml).

2 Cucharadas de GaramMasala (puede encontrarlo en la mayoría de supermercados, si no puede probar los

mercados asiáticos).
1/3 Taza de puré de tomate (70g).
1 Cebolla.
4 Dientes de ajo.
1 Cucharada de comino molido.
1 Cucharadita de canela.
1 Cucharadita de pimiento en polvo.
½ Cucharadita de pimienta de cayena.
3 Hojas de laurel.
2 Cucharadas de maicena o harina.
Pimienta y sal al gusto.
Cilantro fresco.

PREPARACION

Mezclar el yogurt con todas las especias y el puré de tomate en un tazón. Ponga el pollo aquí y deje marinar durante aproximadamente media hora.

Al mismo tiempo, corte la cebolla y el ajo y colóquelos en el Crockpot.

Coloque el pollo en el Crockpot y vierta la marinada encima, agregue las hojas de laurel.

Cubra la Crockpot y cocine a temperatura baja durante 4 a 5 horas.

Luego retire el pollo del Crockpot y córtelo en trozos grandes.

Revuelva la maicena en un poco de agua tibia y agregue al plato. Revuelva bien el plato y agregue el pollo nuevamente.

Añadir más pimienta y sal si lo desea.

Deje el plato en el Crockpot por otra media hora, para que la salsa se espese.

Servir con arroz amarillo y colocar un poco de cilantro encima.

9. POLLO TROPICAL
INGREDIENTES

4 porciones:
8 Partes de pollo.
1 Cucharada de aceite de Oliva.
1 Cucharada de mantequilla
1 Manojo de cebolla tierna, finamente picada.
2 Dientes de ajo prensados o picados.
1 Pimiento rojo sin semillas y picado.
1 Cucharadita de pimiento.
½ Cucharadita de canela.
1 Cucharadita de tomillo seco.
¼ Cucharadita de nuez moscada fresca.
2 Cucharaditas de azúcar.
1 Cucharada de harina.
1 ¼ Taza de caldo de pollo (300ml).
1 Cucharada de vinagre de vino tinto.

1 Cucharada de jugo de limón.
2 Cucharadas de puré de tomate.
Sal y pimienta.

PREPARACION

Caliente el aceite y la mantequilla en una sartén y cocine los trozos de pollo hasta que estén dorados.

Coloque el pollo en el Crockpot y colóquelo en alto.

Cocine la cebolleta, el ajo y la pimienta en la misma sartén donde cocinó el pollo.

Déjelo por 4 a 5 minutos hasta que todos los ingredientes estén suaves.

Agregue el pimiento, la canela, el tomillo, la nuez moscada y el azúcar y revuelva.

Añadir la harina y revolver bien.

Agregue lentamente el caldo y revuelva hasta que la mezcla burbujee y se espese.

Coge la sartén del fuego.

Agregue el vinagre, el jugo de limón, el puré de tomate y un poco de sal y pimienta y revuelva.

Vierta la salsa de la sartén sobre el pollo en la Crockpot, coloque la tapa sobre el sartén y cocine durante 3-4 horas en el ajuste Alto o hasta que el pollo este lo suficiente tierno.

Servir con una ensalada griega y papas fritas.

10. POLLO EN SALSA
INGREDIENTES

4-6 porciones:

2 Libras 3.3 onzas de muslo de pollo o filete de pechuga en cubos (1kg).

2 Cucharadas de tapioca (u otro aglutinante).

½ Cucharadita de pimienta negra.

2 Cucharadas de aceite de coco.

Para la salsa:

3 Dientes de ajo picados finamente.

2 Cucharadas de puré de tomate.

1 Cucharada de azúcar morena.

1/3 Pulgada de jengibre fresco (1cm), pelado y cortado en trozos pequeños (se puede usar polvo de jengibre).

1 Cucharada de aceite sésamo.

2 Cucharadas de vinagre de arroz, si no tiene esto también puede usar vinagre de vino blanco o vinagre balsámico.

3 Cucharadas de salsa soya.

Pizca de hojuelas de chile o en polvo.

½ Cucharadita de sal marina.

PREPARACION

Coloque los cubos de pollo junto con la tapioca y la pimienta en un tazón y mezcle hasta que todo este cubierto.

Derrita el aceite de coco en una sartén y cocine el polo hasta que esté dorado.

Haga la salsa: agregue el ajo, el puré de tomate, la azúcar morena, el jengibre, el aceite sésamo, el vinagre, la salsa soya, las hojuelas de chile, y la sal marina en un tazón y mezcle.

Coloque el pollo junto con la salsa en la Crockpot y revuelva.

Cocine a temperatura baja durante 2-3 horas.

Decorar con unos anacardos picados.

11. POLLO TERIYAKI

INGREDIENTES

4 – 6 porciones:

2 lb 3.3 onzas. De filete de pechuga de pollo (1kg).

2 Dientes de ajo, finamente picados.

1 Cebolla, rebanada.

½ Taza de miel (175 gramos).

1/3 Taza de salsa soya (120 ml).

4 Cucharadas de vinagre de arroz o vinagre

de vino blanco.

1 Cucharada de jengibre fresco, finamente picado.

Pizca de pimienta negra.

4 Cucharadas de agua fría.

3 Cucharadas de almidón de maíz.

(Como cubierta puedes usar cebolla de primavera y semillas de sésamo tostadas).

PREPARACIÓN

Coloque el filete de pechuga de pollo en la parte inferior de Crockpot.

En un tazón aparte, agregue ajo, la cebolla, la miel, la salsa de soya, el vinagre de arroz, el jengibre y la pimienta negra y revuelva. Agregue esta mezcla al pollo en el Crockpot.

Cubra la Crockpot y cocine a temperatura alta durante 4-5 horas o hasta que el pollo se haya vuelto tierno y pueda separarlo fácilmente con un tenedor.

Saque el pollo del Crockpot y póngalo en un tazón, separe el pollo con dos tenedores en trozos pequeños.

Retire la salsa Teriyaki de la olla y póngala en una cacerola.

Tomé otro tazón y agréguele agua fría y el

almidón de maíz y mezcle hasta que no haya grumos.

Agregue la mezcla de almidón de maíz a la salsa Teriyaki y mezcle, hierva y cocine por 1 a 2 minutos hasta que se espese.

Agregue la salsa Teriyaki al pollo y mezcle todo.

12. POLLO AFRICANO DEL NORTE

INGREDIENTES

4-6 porciones:

2 Lb 3.3 onzas. De filete de pechuga de pollo (1kg), cortado en cubos.

1 Cebolla, en rodajas finas.

2 Dientes de ajo, finamente picados.

2 Zanahorias grandes, peladas y en cubos.

2 Batatas grandes, peladas y en cubos.

1 Lata de garbanzos (400 gramos), enjuagados y escurridos.

1 Lata de cubitos de tomate (400 gramos).

½ Cucharadita de comino en polvo.

½ Cucharadita de cúrcuma en polvo.

¼ Cucharadita de canela.

½ Cucharadita de pimienta negra molida.

1 Cucharadita de perejil seco.

1 Cucharadita de sal.

PREPARACION

Coloque la cebolla, el ajo, las zanahorias, las batatas, los garbanzos y los trozos de pechuga de pollo en la Crockpot. Toma un bol y mezcla el comino en polvo, la cúrcuma en polvo, la canela, la pimienta negra, el perejil y la sal. Espolvoree esta mezcla de especias sobre el pollo y las verduras. Vierta los cubos de tomate sobre el pollo y revuelva bien.

Cubra el Crockpot, colóquelo en el nivel alto y cocine de 4 a 5 horas hasta que las batatas estén cocidas y la salsa espesa.

13. PAN DE PESCADO CON CHORIZO Y LENTEJAS

INGREDIENTES

4 porciones:

3.5 onzas de chorizo (100 gramos).

1 Cebolla.

1 Pimiento rojo.

28 onzas. De tomates pelados (800 gramos).

2 Latas de lentejas (28 onzas o 800 gramos).

13.2 onzas. De filetes de bacalao (375 gramos), puede utilizar congelados.

¾ Taza de perejil fresco (20 gramos).

PREPARACION

Cortar el chorizo en trozos. Calentar una sartén y cocinar el chorizo en unos 2 minutos.

Cortar la cebolla y cortar el pimiento rojo en tiras.

Agregue la cebolla al chorizo y cocine por 1 minuto.

Agregue el pimiento y cocine por 3 minutos. Añadir los tomates y mezclarlos.

Escurrir las lentejas, aclararlas y añadirlas. Llevar a ebullición.

Coloca todos los ingredientes excepto el pescado en el Crockpot. Cocinalo a temperatura alta durante 2 horas.

Corte el filete de bacalao (descongelado) en trozos. Coloquelo en la Crockpot y cocine el pescado a temperatura alta durante 1 hora.

Añadir pimienta y sal al gusto.

Adorne el plato con perejil.

14. SALMÓN AL LIMÓN

INGREDIENTES

2 porciones:
2 Filetes de salmon.
½ Taza de arroz (80 gramos) seco.

8 Champiñones.
1 Cebolla.
1 Pimiento rojo.
2 Dientes de ajo.
2 Cucharadas de jugo de limón.
2 Cucharadas de salsa soya.
1 ½ Cucharadita de chile en polvo.
1 Taza de caldo de verduras (200 ml).
1 Cucharada de mantequilla.

PREPARACION

Cortar los champiñones, la cebolla, y el pimiento y cocinarlos en una sartén con mantequilla durante unos minutos hasta que estén blandos.

Coloque estos ingredientes en el Crockpot junto con el caldo de verduras y el chile en polvo y cocine por 30 minutos en un nivel alto.

Agregue el arroz al Crockpot, revuelva y hierva durante 15 minutos.

Mientras tanto, mezcle la salsa soya, el jugo de limón y el ajo en un tazón pequeño y coloque el salmón en la salsa con la parte superior hacia abajo, deje reposar durante 15 minutos.

Una vez marinado, vierta la salsa en la

Crockpot y ponga el salmón encima, al vapor, durante 1 hora.

15. PAELLA VEGETARIANA
INGREDIENTES

4 porciones:

5 onzas. De espinacas congeladas (140 gramos), descongeladas y goteadas.

3 Tazas de arroz de grano largo (450 gramos) seco.

1 Cuarto de caldo de verduras (1 litro).

1 Lata de alcachofas, filtradas (alrededor de 390 gramos).

4 onzas. De Guisantes congelados (115 gramos).

1 Pimiento verde, sin semillas y picado.

1 Tomate mediano cortado en trozos.

1 Cebolla mediana, picada.

1 Zanahoria mediana, cortada en cubos.

1-2 Dientes de ajo, finamente picados.

3 Cucharadas de perejil, finamente picado (o 1 cucharada de perejil seco).

Pizca de azafrán.

Pimienta negra y sal.

PREPARACIÓN

Coloque la espinaca junto con el arroz, el caldo de verduras, el pimiento verde, el tomate, la cebolla, la zanahoria, el ajo, el perejil, el azafrán, la sal y la pimienta negra en el Crockpot. Mezclar bien. Cubra y cocine por 4 horas en el ajuste bajo (o 2 horas en alto).

Agregue las alcachofas y los guisantes a la paella, 15 minutos antes de servir.

Servir con huevo frito. También puede variar con otras verduras.

16. PLATO DE VEGETALES PICANTE
INGREDIENTES

3 a 4 porciones:

2 Cucharadas de aceite.

2 Cebollas rojas (picadas).

2 Dientes de ajo finamente picados.

2 Cucharaditas de jengibre fresco rallado.

2 Cucharaditas de curry en polvo.

1 Cucharadita de garammasala.

1 Cucharadita de polvo de comino molido.

1 Cucharadita de canela en polvo.

6 Bolitas de cardamomo verde (tirar cascara).

1 Camote, pelado y en cubos.

7 Onzas. De judías verdes (200 gramos), limpiado y cortado en trozos.

1 Pimiento rojo, sin semillas y en cubos.

5.3 onzas. De guisantes congelados (150 gramos).

1 ¼ taza de caldo (300 ml).

½ Taza de leche de coco (120 ml).

4.4 onzas. Anacardos sin sal (125 gramos).

Pimienta y sal.

PREPARACION

Engrasar el interior de la Crockpot.

Cocer la cebolla y el ajo en una sartén con aceite caliente hasta que estén suaves.

Agregue las semillas de jengibre, curry, GaramMasala, comino, canela y cardamomo y cocine por unos minutos. Se convertirá en una masa seca.

Añadir leche en coco y luego todas las verduras. Mezclar bien.

Coloque todo en el Crockpot. Añadir los anacardos.

Vierta el caldo sobre las verduras y coloque el Crockpot en bajo durante 4-5 horas.

Sazone con pimienta y sal y sirva con arroz.

17. SOPA DE LA ABUELA

INGREDIENTES

4 porciones:

1 Paquete de guisantes partidos (450

gramos).
1 Cebollines.
1 Zanahoria de invierno.
1 Raíz de apio grande o 2 papas pequeñas.
1 ½ Cuarto de agua (1 ½ litro) con 3-4 cubos de caldo o incluso mejor usar caldo casero.
2 Chuletas de cerdo.
1 Salchicha ahumada.
Sal y pimienta.

PREPARACION

Calienta el Crockpot a temperatura alta durante 20 minutos antes de cocinar.

Limpie los vegetales y córtelos en rodajas, anillos o cubos.

Pelar la raíz de apio / patatas y cortar en cubitos.

Coloque los guisantes en el Crockpot.

Coloque las chuletas de cerdo encima de él. Añadir los cebollines, la zanahoria de invierno, la raíz de apio/ patatas.

Verter el agua y agregar los cubos de caldo.

Establezca el Crockpot en ajuste bajo y cocine la sopa durante 8-10 horas.

Cuando la sopa esté lista, saque las

chuletas de cerdo y córtelas en trozos. Póngalos de nuevo en el sartén, junto con la salchicha ahumada en rodajas. Seguir calentando.

También puede agregar cubitos de tocino como una variación, asegúrese de usar menos cubos de caldo, de lo contrario será muy salado.

18. SOPA DE SOTO DE INDONESIA
INGREDIENTES

4-6 porciones:
4-6 Filetes de pechuga de pollo.
1 Tallo de limoncillos.
1 Pulgada de jengibre fresco (2cm).
3 Dientes de ajo.
Un buen racimo de cilantro.
1 ½ Cucharada de cúrcuma.
Algunas hojas de lima, puede reemplazar las hojas de lima con un trozo de lima o cáscara de limón (lavar antes de usar).
1 Pimiento rojo.
3-4 piezas de cebollines.
2 Cuartos de galón de caldo de pollo (2 litros).
Arroz blanco.
Huevos.

Frijoles de soya.
Aceite.

PREPARACION

Coloque la parte blanca del tallo de hierva de limón, jengibre pelado, diente de ajo pelados, cilantro y cúrcuma en una licuadora o máquina de cocina.

Añadir un poco de aceite y mezclarlo en una pasta de especias. Divida la pasta de hierbas en el pollo y colóquela en el fondo de la Crockpot. Deje marinar las hierbas por un momento.

Cortar los cebollines en aros finos y enjuague el colador.

Hacer un ramo de especias con las hojas de lima.

Consejo. Use una bolsa de té vacía (para té suelto).

También puede colocar las hojas de lima tal como están, pero no olvide retirarlas antes de comer la sopa.

Coloque los cebollines encima del pollo. Vierta el caldo y ponga las hojas de lima y el pimiento rojo sobre el sartén.

No tienes que cortar el pimiento rojo, al permitir que hierva a fuego lento durante mucho tiempo, le da un sabor picante a la sopa.

Cubra y establezca el Crockpot en alto y deje que se cocine durante 4 horas.

Coloque la sopa en un tazón, agregue un huevo duro y espolvoree unos brotes de frijoles encima, sirva con arroz blanco.

19. SOPA DE TOMATE VEGETAL
INGREDIENTES

4 porciones:

1 Cucharada de aceite de Oliva.

5.3 onzas. De apio (150 gramos), finamente picados.

5.3 onzas. De zanahorias (150 gramos), finamente picados.

5.3 onzas. De cebollas (150 gramos), en rodajas finas.

30 onzas. De tomates enteros en conserva (850 gramos), con el jugo.

1 Cucharadita de tomillo.

3 Cucharadas de albahaca fresca o 1 cucharada de albahaca seca.

3 Tazas de caldo de pollo (850 ml), o use caldo de verduras.

1 Hoja de Laurel.

2 Cucharadas de mantequilla sin sal.

2 Cucharadas de harina.

2 Cucharadas de queso rallado Pecorino Romano (opcional).

1 Taza de leche semidesnatada caliente (420ml) (o un reemplazo, por ejemplo, leche de coco).

Pimienta y sal al gusto.

PREPARACION

Caliente una sartén grande a fuego medio, agregue aceite y luego el apio, las zanahorias y las cebollas.

Cocine por 5 a 6 minutos hasta que se caramelice un poco. Luego colóquelo en el Crockpot.

Agregue la lata de tomates en el Crockpot, apriételos con la mano y colóquelos.

Cubra el Crockpot y cocine la sopa durante aproximadamente 6 horas a temperatura baja hasta que las verduras estén blandas.

Cuando la sopa esté lista, puede mezclarla si lo desea (tenga cuidado de que la sopa esté caliente).

Derrita la mantequilla en un sartén a fuego lento y agregue lentamente la harina, mezcle con un batidor y asegúrese de que no tenga grumos.

Luego agregue una cucharada grande de sopa y siga mezclando con un batidor. Añadir la leche tibia y seguir mezclando hasta que quede suave.

Agregue esta mezcla a la sopa en el Crockpot y mezcle todo. Añadir el queso, pimienta y sal al gusto.

Cubra el Crockpot y deje que la sopa hierva a fuego lento durante 30 minutos.

20. DESAYUNO DE CEREAL DELICIOSO CON MANZANA.

INGREDIENTES

6 porciones:

5.6 onzas. De avena (160gramos) (no usar avena instantánea).

3 ½ Taza de agua (830ml).

4.4 onzas. De manzana (125 gramos), pelada y cortada en trozos.

2/3 tazas de pasas (80gramos).

1 onza. De mantequilla (30gramos).

1 Cucharada de canela.

2 Cucharadas de azúcar morena.

1 Cucharadita de extracto de vainilla (o azúcar de vainilla al gusto).

PREPARACION

Coloque la avena, el agua, la manzana, las

pasas, la mantequilla, la canela, la azúcar morena y el extracto de vainilla en el Crockpot, y revuelva bien hasta que la azúcar se disuelva.

Cubra el Crockpot, ajústelo en bajo y deje que se cocine durante 6 a 7 horas.

21. CHEESECAKE DE ALMENDRA
INGREDIENTES

¾ Taza de galletas desmenuzadas (75gramos) (galletas Graham).

2 ½ Cucharadas de mantequilla derretida sin sal.

¼ Cucharadita de canela.

2/3 Taza más 1 cucharada de azúcar (135gramos).

12 onzas. De queso crema (350 gramos), a temperatura ambiente.

1 Cucharada de harina para todo uso.

2 Huevos grandes.

1 Cucharadita de extracto puro de almendra.

1 Taza de crema agria.

Sal.

También se requiere: Una sartén con forma de resorte de 6 pulgadas que tenga aproximadamente 3 pulgadas de

profundidad (15cm x 6cm de profundidad).
PREPARACION
En un tazón mediano, mezcle las migajas de galleta con la mantequilla derretida, la canela, 1 cucharada de azúcar y una pizca de sal.

Presione las migajas sobre la parte inferior y 1 pulgada hacia arriba por el costado de una sartén de 6 pulgadas que tiene 3 pulgadas de profundidad.

Use una buena batidora o una batidora de pie equipada con una paleta, combine el queso crema con la harina, las 2/3 taza de azúcar restantes y una pizca de sal.

Batir a velocidad media-alta hasta que quede suave. Raspe el lado del tazón y agregue huevos y el extracto de almendra.

Batir a velocidad media hasta que se mezclen. Añadir la crema agria y batir hasta que quede suave.

Vierta la masa en el sartén.

Llene el Crockpot (de 6 a 7 cuartos redondos u ovalados) con ½ pulgada de agua y coloque una rejilla en la parte inferior.

Coloque la tarta de queso en la rejilla y

cubra el Crockpot con una capa triple de toallas de papel y la tapa.

Coloque la tarta de queso en la rejilla y cubra el Crockpot con una capa triple de toallas de papel y la tapa.

Gire el Crockpot a alto y cocine por 2 horas.

Consejo importante: No retire la tapa durante el tiempo de cocción.

Después de que finalice el tiempo de cocción, apague el fuego y déjelo reposar hasta que el Crockpot se haya enfriado aproximadamente 1 hora.

Luego retire la tapa y las toallas de papel y transfiera la tarta de queso a un estante fuera de la bandeja para enfriar a temperatura ambiente.

Después de aproximadamente una hora, puede cubrir el pastel de queso con una envoltura de plástico y refrigerar hasta que se enfríe, al menos 4 horas.

Caliente un cuchillo afilado de hoja delgada con agua caliente y seque el cuchillo. Con cuidado, pase el cuchillo alrededor del borde de la tarta de queso.

Suelte el resorte y saque el pastel de

queso del molde, decore con canela en polvo y unos cuantos palitos de canela o con frutas frescas y crema batida.

22. TORTA DE MANZANA CON CANELA
INGREDIENTES
3 manzanas, peladas y en rodajas.
¼ Taza de pasas (40gramos).
1 Cucharadita de canela.
2 onzas. Azúcar morena (60gramos).
3.5 onzas. De mantequilla (100gramos).
3.5 onzas. De azúcar cristalina fina (100gramos).
2 Huevos.
3.5 onzas. levadura (100gramos).
También es necesario: un molde para pasteles que encaje en el Crockpot.

PREPARACION
Mezclar la mantequilla con el azúcar. Añadir los huevos uno por uno y, finalmente, la levadura. Mezclar todo bien. Usa un molde para pasteles que encaje bien en el Crockpot. Eso es fácil de dar vuelta.
Engrasar el molde con mantequilla.
Ponga las manzanas en el fondo del molde para pasteles, agregue las pasas y la

canela.

Luego haga el caramelo: ponga la azúcar morena en una sartén con 2 cucharadas de agua.

Revuelva bien con una espátula hasta que el azúcar se disuelva. Ponga el fuego a fuego lento y cocine a fuego lento hasta que se forme el caramelo. No lo quemes, o tendrá un sabor amargo.

Por favor ten cuidado, ¡Esto está caliente! Una vez que el caramelo esté listo, viértalo sobre las manzanas en el molde para pasteles.

Consejo: Limpie la bandeja en la que hizo el caramelo inmediatamente después de usarlo.

Luego ponga la masa en el molde para pasteles y alíselo. Ponga el molde para pasteles en el Crockpot.

Cubra el Crockpot con una capa triple de toallas de papel y la tapa.

El calor crea condensación en el Crockpot. Este es un problema porque el bateador no se levantará bien. Las toallas de papel absorben la humedad.

Gire el Crockpo al ajuste bajo y cocine por

3 horas. Después de 3 horas puedes revisar el pastel. Si no está listo, déjalo en el Crockpot.

Una vez cocido, retire la torta del Crockpot y deje que se enfríe.

Servir con crema batida y/o helado.

23. DULCE DE CHOCOLATE

INGREDIENTES

2 Barras de chocolate (14 onzas o 400 gramos).

1 Lata de leche condensada (400gramos).

Un trozo de mantequilla y una cucharadita de extracto de vainilla.

PREPARACION

Coloque todos los ingredientes en el Crockpot, ajústelo en alto y déjelo cocer sin la tapa durante unos 45-60 minutos.

Revuelva cada 15 minutos.

Cuando haya terminado, coloque una hoja de papel para hornear en un plato de horno. Vierta el dulce de azúcar en el plato del horno y deje que se enfríe.

Deje el dulce de azúcar en la nevera durante la noche.

24. SALSA PARA SPAGHETTI
INGREDIENTES
6 porciones:
2 Cucharadas de aceite de Oliva.
2 Cebollas pequeñas, finamente picadas.
4.2 onzas. De salchichas especiadas (120gramos) (si la piel).
1 Libra de carne molida (450gramos).
1 Cucharadita de hierbas secas italianas.
3 Cucharaditas de ajo en polvo.
½ Cucharadita de mejorana.
1/3 Taza de puré de tomate (70gramos).
1 Lata (14 onzas) De cubitos de tomate (425 gramos).
1 Lata / botella (28 onzas o 830 gramos) de tomates tamizados (passata).
¼ Cucharadita de tomillo seco.
¼ Cucharadita de albahaca seca.
½ Cucharadita de orégano seco.
1 Cucharada de azúcar.

PREPARACION
Calentar el aceite en una sartén a fuego medio. Cocine las cebollas y la salchicha hasta que la carne esté dorada en unos 10 minutos.
Coloque la salchicha y las cebollas en el

Crockpot.

Cocine la carne molida en la misma sartén, con las hierbas italianas, 1 cucharadita de ajo en polvo, mejorana hasta que esté dorada en aproximadamente 10 minutos. Coloque la mezcla en el Crockpot.

Revuelva el puré de tomate, los cubos de tomate, los tomates tamizados, el tomillo, la albahaca, el orégano y 2 cucharaditas de ajo en polvo a través de la carne en el Crockpot.

Cubra el Crockpot y cocine a temperatura baja durante 8 horas.

Agregue el azúcar, aproximadamente 15 minutos antes de servir.

25. PLATO DE CEBOLLAS CARAMELIZADAS

INGREDIENTES

6.6 Libras de cebollas (3kg).
2 Cucharadas de aceite de coco.

PREPARACION

Pelar las cebollas y cortarlas en aros. O utilizar una máquina de cocina.

Consejo: Enjuague la cebolla pelada con agua corriente, antes de cortarla, esto ayudará a reducir lagrimeos.

Gire el Crockpot a la configuración alta.

Calentar el aceite de coco y agregar los aros de cebolla.

Deje que las cebollas hiervan a fuego lento durante 1 hora en el ajuste alto.

Revuelva de vez en cuando.

Gire el Crockpot a bajo después de una hora. Dejarlo durante 8 horas. Revuelva las cebollas de vez en cuando, hasta que todo esté ligeramente caramelizado.

Deja que las cebollas caramelizadas se enfríen.

www.ingramcontent.com/pod-product-compliance
Lightning Source LLC
Chambersburg PA
CBHW071907070526
44583CB00016B/1879